DU

TRAITEMENT DE L'ÉPILEPSIE

INTRODUCTION.

Lorsqu'une maladie comporte un pronostic aussi grave que celui de l'épilepsie, on ne doit pas s'étonner du luxe inouï de remèdes qui ont été préconisés contre elle de tous temps et dans tous les pays. C'est qu'en effet, la médecine, se trouvant souvent impuissante devant une affection aussi rebelle, a eu recours successivement à tous les agents thérapeutiques, depuis les plus actifs jusqu'aux plus inertes, sans compter ceux dont les préjugés et la mauvaise foi ne craignent pas de vanter les vertus merveilleuses.

En entreprenant notre travail, nous n'avons pas eu la prétention d'apporter un remède nouveau; la liste en est déjà assez longue. Nous nous proposons simplement de présenter un mode de traitement qui a été institué à la clinique de Sainte-Anne par M. le professeur Ball, que nous avons expérimenté pendant deux ans et dont nous avons pu apprécier toute l'efficacité.

Nous diviserons notre sujet en trois parties :

Dans la première, nous rappellerons les différentes théories, qui ont été émises au sujet du siège et de la nature de l'épilepsie.

Dans la seconde, nous ferons l'historique sommaire des nombreux médicaments utilisés jusqu'à ce jour.

Dans la troisième, nous publierons le traitement que nous avons employé et les observations que nous avons recueillies dans le service de notre éminent et cher maître, M. le professeur Ball. Qu'il nous soit permis de lui exprimer toute notre reconnaissance pour les précieux enseignements qu'il n'a cessé de nous prodiguer pendant notre internat et pour l'honneur qu'il nous a fait en acceptant la présidence de cette thèse.

Nous adresserons également nos sincères remerciements à notre excellent ami M. le Dr Henninger, professeur agrégé de la Faculté de médecine, qui nous a donné quelques renseignements pour nos recherches de bibliographie étrangère, ainsi qu'à M. le Dr Regis, chef de clinique, qui a mis sa bibliothèque à notre disposition avec une obligeance toute amicale.

DU TRAITEMENT

DE L'ÉPILEPSIE

PAR

GASTON BOYÉ

Docteur en médecine de la Faculté de Paris.
Interne des Asiles de la Seine

PARIS

A. PARENT, IMPRIMEUR DE LA FACULTÉ DE MÉDECINE
A. DAVY, successeur
31, RUE MONSIEUR-LE-PRINCE, 31

1882

DU

TRAITEMENT DE L'ÉPILEPSIE

DU TRAITEMENT

DE L'ÉPILEPSIE

PAR

GASTON BOYÉ

Docteur en médecine de la Faculté de Paris,
Interne des Asiles de la Seine

PARIS
A. PARENT, IMPRIMEUR DE LA FACULTÉ DE MÉDECINE
A. DAVY, successeur
31, RUE MONSIEUR-LE-PRINCE, 31

1882

PATHOGÉNIE.

Faire une revue complète de toutes les théories, qui ont été proposées sur le siège et la nature de l'épilepsie, serait au-dessus de nos forces et peut-être sans grand profit, car les diverses opinions, qui ont été émises par les anciens auteurs, reposant sur des bases absolument fausses et souvent fantaisistes, ont conduit aux résultats les plus contradictoires. Il a fallu le secours de la physiologie expérimentale pour fournir à cette affection une explication vraiment scientifique de sa pathogénie si longtemps méconnue ; aussi croyons-nous utile de rappeler sommairement les différents travaux qu'on a faits à ce sujet et les nombreuses interprétations qu'on a données.

Ceux qui se sont les premiers occupés de la question se sont demandé s'il n'existait pas dans le système nerveux une région spéciale où une excitation morbide produirait des convulsions générales avec perte de connaissance et asphyxie. Après de nombreuses recherches ils sont arrivés à trouver qu'une irritation du bulbe rachidien provoquait des convulsions générales, et pour bien prouver que cette excitation seule était suffisante, ils ont poussé plus loin leurs expériences. Tenner et Kussmaul, après avoir pratiqué la section complète de la moelle cervicale, et Brown-Séquard, après avoir enlevé les lobes du cerveau, ont pu faire naître, néanmoins, des convulsions épileptiques. C'était donc principalement, sinon exclusivement, dans le bulbe rachidien que se trouvait cette modification pathologique, qui produit l'attaque convulsive : là est le *nodus epilepticus*; mais lorsqu'il fallut interpréter l'ordre et la marche des symptômes, constituant l'attaque, les expérimentateurs ne furent plus d'accord et donnèrent des théories différentes que nous allons rappeler sommairement.

Pour Marshall-Hall, il faut, comme condition première de l'épilepsie, une excitabilité maladive de la moelle allongée, qui, étant mise en mouvement par une cause occasionnelle excitante, provenant soit du cerveau, soit du système nerveux périphérique, produit l'attaque. Le premier phénomène est l'état tétanique des muscles de la face, du larynx et du thorax, auxquels se distribuent les nerfs, qui proviennent de la moelle allongée, c'est-à-dire le trijumeau, l'hypoglosse, le spinal, le pneumogastrique. Le spasme laryngé, *laryngisme*, et la convulsion des muscles cervicaux, *trachélisme*, seraient donc les premiers symptômes de l'attaque ; c'est alors que l'occlusion de la glotte et la convulsion des muscles respirateurs, en comprimant les veines du cou et en empêchant le retour du sang vers le cœur, entraîneraient la stase sanguine dans le cerveau, d'où suspension des fonctions cérébrales et perte de connaissance. Etant logique avec sa manière de voir, le physiologiste anglais recommandait de pratiquer la trachéotomie, pour obvier aux inconvénients de l'occlusion de la glotte et empêcher la congestion veineuse.

Avec cette théorie, la perte de connaissance serait consécutive à la convulsion des muscles respirateurs et à la stase sanguine dans le cerveau ; or, on sait que la perte de connaissance est le premier de tous les symptômes et que même dans les vertiges elle peut exister seule avec absence complète de laryngisme, de trachélisme et de tout autre phénomène convulsif.

Brown-Séquard chercha alors à expliquer la pâleur du visage et l'anémie cérébrale, en se basant sur les expériences de Cl. Bernard, qui, par la section du grand sympathique, avait déterminé un relâchement des vaisseaux et avait produit un afflux sanguin dans le cerveau et de la rougeur de la face. Seulement, au lieu de sectionner le grand sympathique, il l'irrite et provoque la contraction des capillaires par l'intermédiaire des nerfs vaso-moteurs. La perte de connaissance et la pâleur de la face seraient donc des phénomènes primitifs ainsi que la convulsion tétanique des muscles thoraciques ; il en résulterait de la gêne de la respiration, du retard de la circulation, d'où défaut d'hématose et excès d'acide carbonique dans le sang, qui expliqueraient consécutivement l'état congestif du cerveau et le coma.

Pour bien établir cette excitation des filets du grand sympathique consécutive à l'irritation du bulbe, Brown-Séquard a fait des expériences remarquables et tout à fait concluantes sur des cobayes. En sectionnant la moelle épinière des animaux sur lesquels il expérimentait, il a constaté que peu à peu ces animaux devenaient épileptiques et il pouvait faire naître chez eux des convulsions, en irritant, même très légèrement, la peau de la face et du cou. Si la moelle avait été lésée d'un seul côté, c'était le même côté de la face qui donnait lieu aux convulsions ; si les deux moitiés de la moelle étaient coupées, les deux côtés de la face irrités provoquaient des attaques.

Ce traumatisme expérimental rendait ces animaux épileptiques et ils pouvaient transmettre cette entité morbide à leurs petits, qui à leur tour étaient épileptiques, sans présenter aucune lésion. Brown-Séquard désigne sous le nom de *zone épileptogène* cette partie de la peau qui couvre l'angle de la mâchoire inférieure et s'étend de là à l'œil, à l'oreille et presque jusqu'à l'épaule.

Une théorie bien différente est celle qui a été émise par Tenner et Kussmaul, qui prétendent que l'anémie est la condition organique commune à toutes les épilepsies. Ils se fondent sur des expériences dans lesquelles ils ont produit des convulsions épileptiformes en comprimant les deux artères vertébrales après ligature des carotides; ils allèguent également les mouvements convulsifs, qui ont lieu chez les animaux à la suite d'une perte de sang considérable. Pour eux, l'anémie agit en surexcitant les propriétés de la moelle allongée, qui éprouve des modifications profondes dans sa nutrition.

De pareilles idées sont peu admissibles, quand on songe aux effets excellents de la saignée dans l'éclampsie et à l'arrêt des accès épileptiques qu'on a quelquefois obtenu par compression des carotides.

Radcliffe est partisan également de la théorie de l'anémie cérébrale, mais en partant d'un point de vue tout à fait original. Il accepte bien une lésion fonctionnelle de la moelle allongée; seulement pour lui il n'y a plus hyperexcitabilité, mais au contraire diminution d'action du bulbe rachidien. Il prétend que la contraction est l'état inhérent de la fibre musculaire et que le système nerveux n'intervient que pour déterminer son relâchement; or, l'anémie cérébrale suspend les fonctions de la moelle allongée et alors le système musculaire, soustrait à l'influence du système nerveux, manifeste son irritabilité normale par des mouvements convulsifs.

Cette opinion nous paraît trop paradoxale et nous lui préférons celle de Foville, qui nous semble plus vraisemblable. Pour lui le fait initial est l'excitation du bulbe, due à une cause quelconque ; en vertu de son pouvoir réflexe, la moelle allongée réagit sur les filets du grand sympathique qui resserrent les capillaires et chassent le sang contenu dans leur intérieur, d'où suspension de toutes les opérations cérébrales et pâleur de la face. La moelle allongée réagit également sur les nerfs moteurs et produit des contractions tétaniques, qui ralentissent la respiration, s'opposent à l'hématose et déterminent l'asphyxie par excès d'acide carbonique; puis la moelle paralysée par cette accumulation de sang veineux cesse de réagir et l'accès cesse.

Selon Schrœder van der Kolk, la moelle allongée, surexcitée par une cause centrale ou périphérique, serait le siège d'une congestion artérielle, qui, entretenant une nutrition plus abondante, produirait une suractivité anormale du bulbe. Pour confirmer son opinion, Schrœder van der Kolk fait appel à l'anatomie pathologique ; il a trouvé en effet une hyperémie de la moelle allongée avec dilatation des vaisseaux vers les racines de l'hypoglosse, du spinal et du pneumogastrique ; il dit même que chez les épileptiques, qui ont présenté des morsures de la langue, les capillaires étaient très dilatés dans le voisinage des racines de l'hypoglosse. Il explique la curabilité de la maladie par le degré de la lésion ; au début, quand il n'y a que congestion, l'épilepsie est curable, mais le pronostic est défavorable, s'il y a exsudation albumineuse, épaississement des parois vasculaires, transformation graisseuse et ramollissement des éléments nerveux.

En 1877 M. Lasègue a fait une communication à l'Académie de médecine, où il a attiré l'attention sur les rapports qui existent entre l'asymétrie faciale et l'épilepsie, qui éclate entre la douzième et la dix-huitième année et qui est due à un vice de consolidation des os, qui forment le plancher et la base du crâne. Cette malformation s'accuse en général par : « saillie frontale, le plus souvent droite, très marquée ; saillie malaire correspondante ou existant du côté gauche ; rotation de la face ; déviation de la ligne osseuse du palais, oblique au lieu d'être perpendiculaire à l'axe du corps ; déformation de la voûte palatine ; abaissement ou soulèvement d'un des orbites ; effacement d'un des côtés de la face répondant à la saillie de l'autre. »

Kussmaul et Tenner, Solbrig, Hoffmann ont aussi publié trois cas où il existait un rétrécissement de l'orifice supérieur et de la partie supérieure du canal vertébral, produit par des maladies de l'atlas, de l'axis et de l'occiput et comprimant la moelle allongée.

MM. Luys et Voisin ont démontré que ce n'est pas toujours exclusivement à la région bulbaire qu'on rencontre les lésions, mais aussi dans la substance propre du cerveau, du cervelet et des pédoncules cérébelleux. Sur neuf autopsies, six fois ils ont constaté des lésions des faisceaux antérieurs des pyramides antérieures, avec altérations des corps rhomboïdaux et des folioles du cervelet, et deux fois les corps striés étaient atteints et la lésion occupait le corps strié du côté opposé à un lobe cérébelleux malade.

HISTORIQUE DU TRAITEMENT.

Sans vouloir faire une histoire détaillée des nombreux médicaments préconisés contre l'épilepsie, nous allons cependant jeter un coup d'œil rapide sur les différents moyens thérapeutiques employés, renvoyant pour de plus amples connaissances à l'œuvre magistrale de M. Delasiauve (1), où nous avons nous-même puisé de précieux renseignements.

Le nombre et l'originalité des causes, qu'on a attribuées à l'épilepsie, expliquent la difficulté et la variété des traitements, qu'on a de tous temps cherché à lui opposer.

Dans l'antiquité, on considérait cette névrose comme un fléau envoyé par la colère des dieux, et celui qui en était frappé ne pouvait guérir que par une intervention de la divinité, qu'on implorait par des prières, des offrandes religieuses, des exorcismes, des pèlerinages. Il fallut toute l'autorité d'Hippocrate pour combattre de pareilles superstitions et établir dans son Traité *de Morbo sacro* les bases d'une médication plutôt hygiénique, il est vrai, que médicale; cependant c'est lui qui paraît avoir le premier recommandé la saignée, considérant la pléthore comme une des causes les plus fréquentes « qui pouvait irriter le cerveau le plus sain, pour produire un accès et faire naître la disposition épileptique. »

Arétée, Galien, Cœlius Aurelianus, ayant adopté la division de l'épilepsie en *idiopathique* et *sympathique*, emploient également les émissions sanguines, mais ont recours aussi suivant les cas aux purgatifs, aux ventouses, aux cautérisations, à la ligature des membres, etc.

Alexandre de Tralles se fait l'adversaire de la saignée,

(1) Traité de l'épilepsie, 1854.

il conseille la médication purgative et sudorifique, et le premier il propose l'usage du cuivre (*œs ustum*).

Les médecins arabes suivent à la remorque, partisans de la tempérance, de la sobriété et de l'exercice.

Pendant plusieurs siècles il y a une période stationnaire et silencieuse jusqu'au jour où Fernet vient donner, dans son Traité *de Morborum causis*, une étude approfondie du mal caduc.

Plus tard, Boerhaave étudiant complètement les distinctions étiologiques, prescrit à chaque ordre de causes une médication spéciale : à l'épilepsie stomacale il recommande les vomitifs, les purgatifs, à l'épilepsie pléthorique la saignée, à l'épilepsie par altérations cérébrales les moxas, les cautères, le trépan, à l'épilepsie sympathique de cause externe les remèdes appropriés, ligature, section, cautérisation, etc.

Enfin, un demi-siècle plus tard, en 1770, parut avec Tissot le premier traité vraiment didactique de l'épilepsie.

Comme ses devanciers il emploie les purgations toutes les semaines ou tous les mois selon la fréquence des accès, et s'il y a faiblesse, il donne les fortifiants, la limaille de fer, les eaux de Spa et de Pyrmont. Il est grand partisan de la saignée, convaincu « qu'elle est souvent très utile, qu'il n'y a pas de moyen qui en éloigne plus fréquemment les accès, que souvent cette maladie est incurable si on ne saigne pas, que quelquefois la saignée seule la guérit et que lors même qu'elle ne fait pas de bien par elle-même, elle est indispensable pour faciliter l'effet des autres remèdes chez les gens forts et robustes.» Il recommande aussi les bains tièdes de 25 degrés Réaumur ; il combat violemment l'ignorance et la fourberie du charlatanisme et commence les premières tentatives sérieuses de thérapeutique, que nous allons sommairement passer en revue.

Nous mentionnerons l'ouvrage de Portal, qui parut en 1808 et où il vante beaucoup les frictions d'huile de Dippel avec observations de guérisons à l'appui.

Puis les réformes humanitaires de Pinel ont coïncidé avec une époque d'observateurs éminents, Esquirol, Ferrus, Foville, Falret et tant d'autres dont les noms aujourd'hui restent gravés dans la science.

Avant d'aborder l'exposé des moyens dits spécifiques, citons enfin pour mémoire quelques-uns de ces remèdes aussi inefficaces que grotesques, que les préjugés et la routine ont si longtemps maintenus en faveur. Nous rappellerons les vers de terre pris à jeun au mois de juin, avant le lever du soleil, au moment du coït, le pied d'élan, le talon de lièvre, l'arrière-faix d'un premier né, le crâne humain non enterré, la raclure des vertèbres d'un homme mort de mort violente, le cerveau de corbeau, les petits osselets de l'ouïe d'un veau, la bile fraîche d'un chien noir, la fiente de paon et de lion, l'épine du dos d'un lézard rongé dans un tas de fourmis, les cœurs de taupes et de grenouilles vertes, le foie de loup séché, le sang chaud d'un gladiateur, la poudre de guttette et celle du marquis, composées d'éléments disparates et ridicules, et la poudre de taupe grillée, qui a dû sa vogue populaire à la protection d'un riche banquier de Genève, M. Hentsch.

MOYENS DITS SPÉCIFIQUES.

Nous ne parlerons, bien entendu, que des substances qui ont joui d'une certaine renommée et ont rendu quelques services.

Valériane. — Connue d'Arétée sous le nom de *phu*, la valériane a été conseillée par Dioscoride et remise en honneur par Fabius Columna, qui était lui-même épileptique.

Tissot a beaucoup vanté ce médicament et est allé jusqu'à dire : « Quand la valériane ne guérit pas, je suis persuadé que le mal est incurable. » M. Chauffard, d'Avignon, a été aussi un de ses défenseurs et cite plusieurs guérisons qu'il a obtenues par son usage.

Asa fœtida. — L'asa fœtida a été très recommandée par Boerhaave et Tissot ; Leuret en a donné jusqu'à 15 et 30 grammes à ses malades. C'est un moyen commode à employer chez les enfants sous forme de lavement.

Belladone. — La belladone a été employée par Mardorf en 1691 et par Greding en 1790. Plus tard, le père Debreyne et Bretonneau vantaient ce remède comme étant le plus efficace et rapportaient des cas de complète guérison; c'est également l'opinion de Trousseau, qui conseille son usage prolongé et à doses progressives, tant qu'il n'y a pas d'effets toxiques. C'est avec l'extrait de belladone qu'Herpin a obtenu son succès le plus remarquable chez une jeune fille, qui avait déjà eu plus de douze cents attaques. Gowers a observé des résultats excellents avec la combinaison de la belladone et du bromure de potassium.

Digitale. — La digitale est un très ancien remède contre l'épilepsie, qui a été utilisé par Parkinson en 1640. Administrée seule, elle n'a pas un pouvoir bien considérable, mais elle est un adjuvant très utile des bromures et Gowers cite des observations où les attaques, qui persistaient avec l'emploi du bromure seul, cessaient totalement quand la digitale était ajoutée au traitement. C'est dans les cas d'affection cardiaque, lésion valvulaire récente, dilatation, hypertrophie peu marquée, irrégularité et fréquence des battements, que cette combinaison réussit le mieux, mais elle est contre-indiquée s'il y a insuffisance aortique avec hypertrophie considérable. Les fortes doses de digitale, continuées pendant quelque temps, produiraient la diminution de l'excitabilité réflexe de la moelle allongée.

Opium. — L'opium a été donné par Paracelse et plus tard au XVIe siècle par Quercetan. De Haen a publié un cas dans lequel une forte dose, donnée au moment des prodromes de l'accès, coupa court aux attaques et guérit la maladie. Mais aujourd'hui que l'on sait que l'opium parésie les nerfs vaso-moteurs, qu'il dilate les vaisseaux, qu'il accélère la circulation, on a rejeté son emploi à cause de sa tendance à congestionner le cerveau.

Agents divers. — Le gui vanté par Paracelse et ensuite par Colbatch et Fraser, la térébenthine recommandée par Pritchard, Foville et Radcliffe, le datura stramonium employé par le baron Stœrck, le selin des marais utilisé par Trinius, les feuilles d'oranger préconisées par Locher à l'hôpital de Vienne, n'ont pas toujours donné les bons effets prédits et sont généralement abandonnés aujourd'hui.

Oxyde de zinc. — Le zinc fut introduit dans la science par Gaubius, qui découvrit le secret d'un charlatan, qui exploitait ce remède dans les maladies convulsives. Dès lors ce médicament n'a pas cessé de compter en sa faveur des autorités aussi nombreuses qu'imposantes ; Odier le range au deuxième rang après la valériane, Hufeland le place à la tête des médicaments antiepileptiques, Brachet et Meglin en font un usage journalier. En 1837, Herpin de Genève obtint un succès tellement remarquable qu'il s'attacha pendant dix ans à étudier les effets produits par l'oxyde de zinc chez tous les épileptiques qu'il traitait. Il est arrivé aux conclusions suivantes : « L'oxyde de zinc constitue un remède parfaitement innocent, qui peut être donné jusqu'à six grammes par jour, sans autre inconvénient que des malaises passagers, et qui peut être continué pendant un temps en quelque sorte illimité. On le fait facilement tolérer en débutant chez les adultes par la dose quotidienne de trente centigrammes en trois ou quatre prises, puis en augmentant chaque semaine de quinze à vingt centigrammes ». Généralement le zinc est moins efficace que le bromure et pourtant Gowers rapporte trois cas où les attaques ont cessé avec l'oxyde de zinc employé seul, tandis qu'elles avaient résisté au bromure de potassium. A doses un peu élevées il est prudent de ne le donner qu'après les repas, car à l'état de vacuité l'estomac peut moins facilement le supporter.

Sulfate de cuivre ammoniacal. — Remis en usage par Weismann, le sulfate de cuivre ammoniacal fut employé par Van Swieten, Cullen, Odier, Joseph Franck. Herpin l'a expérimenté avec quelque succès ; il débutait chez l'adulte par une dose de 4 centigrammes qu'il augmentait progressivement jusqu'à 60 centigrammes. Ce médicament ne peut pas être appliqué à tous les malades à cause des troubles gastriques qu'il provoque souvent, tels que nausées, vomissements, diarrhée.

Borax et *fer*. — Le borax a été expérimenté par Gowers, qui a constaté une diminution dans le nombre des attaques; il commence par de faibles doses, qu'il élève peu à peu, pour éviter une diarrhée, qu'il a vue quelquefois accompagnée d'évacuations dysentériques. Il a remarqué que le bromure, d'abord inactif, deviendrait plus puissant à la suite d'un traitement antérieur par le borax; dans trois cas il a observé une éruption de psoriasis.

Le même auteur a essayé l'administration du fer, que Brown-Séquard avait rejeté, affirmant que loin d'améliorer la santé des épileptiques, il augmentait la fréquence et la gravité des attaques. Gowers n'est pas aussi sévère et a constaté que si quelquefois le fer est inutile, il peut dans certains cas exercer une heureuse influence. Quelques-uns de ses malades se sont mieux trouvés du fer que du bromure ; chez d'autres les attaques, qui continuaient avec le bromure seul, cessaient complètement lorsqu'on y ajoutait le fer. Tissot et Portal avaient déjà eu recours aux préparations martiales chez les individus de constitution faible ou chlorotiques, mais les proscrivaient chez les pléthoriques.

Nitrate d'argent. — Le nitrate d'argent a joui autrefois d'une certaine vogue en Angleterre et aux États-Unis ; en France Rayer s'en est servi avec succès. Actuellement ce médicament est à peu près délaissé, ayant l'inconvénient de produire une coloration cutanée et des troubles digestifs, avec ulcérations de la muqueuse stomacale.

Nitrite d'amyle. — Découvert par Balard en 1824, le nitrite d'amyle fut essayé dans l'épilepsie pour la première fois en 1872 par M. S. Weir Mitchell, puis par M. J. Crichton Browne. Se basant sur les effets physiologiques du nitrite d'amyle, qui dilate les vaisseaux de l'encéphale, ils ont cherché à combattre la contraction vasculaire de l'épilepsie, qui produit la pâleur de la face, par cette action congestionnante. Dans les cas où il y avait une aura, qui leur permît de faire absorber du nitrite d'amyle par inhalations, ils ont pu enrayer la marche des accès et procurer une amélioration notable.

Bromure de camphre. — Il y a quelques années

M. Bourneville a préconisé le bromure de camphre avec lequel il aurait obtenu à la dose de 50 centigrammes à 2 grammes une diminution relative du nombre des accès et une diminution considérable du nombre des attaques. Ce nouveau médicament n'a pas toujours été aussi efficace avec d'autres expérimentateurs et Gowers déclare qu'il l'a donné dans un grand nombre de cas sans avoir jamais obtenu de bons résultats. Trousseau et Pidoux dans leur Traité de thérapeutique sont aussi peu enthousiastes ; non seulement leurs expériences leur ont montré que le bromure de camphre était toujours inactif, mais ils rapportent qu'à l'école d'Alfort les chiens atteints d'épilepsie, auxquels on l'a administré, ont éprouvé au contraire des convulsions violentes.

Bromures alcalins. — Ce n'est que depuis peu d'années que les bromures alcalins ont commencé à prendre une place importante dans la thérapeutique et ont détrôné tous les antiépileptiques des temps anciens.

Steinauer a fait des recherches sur l'acide monobromoacétique et l'hydrate de bromal, Hammond sur le bromure de calcium, Erlenmayer sur le bromure de lithium, mais les résultats obtenus ne sont pas encore ni assez nombreux, ni assez satisfaisants pour avoir fait passer l'usage de ces sels dans la pratique courante. Le bromure de potassium au contraire a été largement expérimenté et il est important aujourd'hui de bien connaître son action physiologique, car c'est un remède qui, bien employé, peut donner de bons effets, mais peut être nuisible, si l'on dépasse certaines doses.

Le bromure de potassium est un médicament soporifique, anaphrodisiaque et acinétique ; il est d'une saveur salée, désagréable et amère. A hautes doses il produit de la rougeur de la muqueuse buccale, de la cuisson du pharynx, de la chaleur épigastrique, quelquefois de l'œdème de la glotte ; il abolit la sensibilité réflexe de l'arrière-gorge, de la base de la langue et de l'epiglotte ; il donne lieu à de la constipation, de la salivation et de la diurèse avec sensation de picotement au méat urinaire. Il agit comme sédatif de la circulation et de la calorification en resserrant les vaisseaux et en diminuant le calibre des capillaires ; c'est aussi un anaphrodisiaque, qui supprime les érections et détruit la fonction génitale.

Du côté de l'intelligence les troubles sont très marqués; les malades perdent leur lucidité d'esprit, tombent dans la stupeur et l'apathie, présentent une perversion profonde de la mémoire, ont une grande difficulté de rassembler et d'exprimer leurs idées; la parole est hésitante, le langage incorrect ; de plus, il y a souvent un amaigrissement rapide avec perte de forces progressive et lassitude extrême. A un plus haut degré on constate l'ivresse bromique, caractérisée par de la céphalalgie, de la titubation, des vertiges, des troubles de la vue, de la dilatation pupillaire et enfin par la chute et l'impossibilité de marcher. C'est une prostration générale avec décoloration de la peau, des muqueuses et bruits de souffle vasculaires ; c'est une véritable cachexie, qui peut éclater brusquement ou survenir lentement à la suite d'un emploi excessif et prolongé du bromure de potassium. A doses toxiques la mort survient par asphyxie, si la paralysie des nerfs moteurs gagne peu à peu les nerfs respiratoires ; c'est par inanition que les malades succombent dans le bromisme chronique. Dans les cas où il y a guérison, il reste toujours pendant quelque temps de la somnolence et de l'hébetude et souvent on observe des troubles cérébro-spinaux, du délire, des hallucinations, des idées de persécution, de l'ataxie des membres. Il n'y a point de meilleur remède contre le bromisme que de diminuer la dose absorbée tous les jours et alors il est utile de chercher dans la combinaison du bromure avec d'autres médicaments le degré d'action dont on a besoin.

La médication par le bromure de potassium donne encore lieu à d'autres inconvénients, qui sont la fétidité de l'haleine et les phénomènes qui se passent du côté de la peau. Pour remédier à cette fétidité, M. Legrand du Saulle recommande de faire prendre le bromure de potassium quelques instants avant le repas ou par la voie rectale dans un quart de lavement.

Quant à l'éruption bromique, elle peut affecter différentes formes et son apparition est comme celle du bromisme le fait d'une idiosyncrasie individuelle; en effet, chez les uns, de fortes doses peuvent être absorbées pendant des années sans qu'il se produise de taches, tandis que chez les autres une quantité moindre provoque une éruption considérable. La facilité avec laquelle cette inflammation se déclare par l'usage des différents bromures semble dépendre de la quantité de brome qu'ils contiennent; il y a peu de différence entre le bromure de sodium et celui de potassium, mais le bromure d'ammonium employé seul est très actif, tandis que combiné aux autres bromures il peut être utilisé pendant longtemps sans faire aucun effet sur la peau. Le plus souvent ce sont des boutons d'acné simple ou indurée, s'accompagnant de démangeaisons plus ou moins vives, siégeant à la face, sur le devant de la poitrine, sur les épaules, et ne disparaissant qu'avec la cessation du traitement. M. Voisin rapporte encore d'autres variétés : il a vu quelquefois des plaques de forme allongée, de couleur rosée, siégeant aux membres inférieurs, étant ombiliquées et laissant suinter une sérosité puriforme; il a pu observer également des rougeurs rappelant celles de l'urticaire ainsi que de l'eczéma sécrétant aux jambes et du pityriasis du cuir chevelu. Un des meilleurs moyens de combattre cette éruption, c'est de lui opposer la médication arsenicale qui a été instituée par Echeverria en 1870.

Comment le bromure de potassium agit-il dans l'épilepsie? C'est une des questions les plus difficiles à résoudre et qui a donné lieu à différentes théories.

M. Laborde conclut dans ses recherches expérimentales sur l'action physiologique et thérapeutique du bromure de potassium, qu'il agit primitivement et électivement sur la propriété excito-motrice de la moelle épinière en l'atténuant ou en l'abolissant.

MM. Martin-Damourette et Pelvet, qui ont fait sur ce sujet des expériences très nombreuses, disent que le bromure de potassium tue tout, système nerveux et muscles; c'est un poison nervo-musculaire général. Pour eux, le bromure de potassium n'exerce pas d'action élective; il atteint également les propriétés des nerfs sensitifs et moteurs, du cerveau et de la moelle, ainsi que celles des muscles qu'il affaiblit graduellement pour finir par les éteindre. Browne insista sur l'action sédative du bromure de potassium, qui diminue l'exaltation de la force excito-motrice de la moelle; aussi, pour lui, ce médicament inutile dans les cas d'épilepsie liée à des lésions cérébrales, congénitales ou accidentelles, n'est vraiment efficace que lorsque l'épilepsie est idiopathique, c'est-à-dire reconnaît pour cause prédisposante une grande impressionnabilité, ou bien est héréditaire et de nature névrosique.

Quant à nous, nous croyons que le bromure de potassium agit d'une part en apaisant l'excitabilité nerveuse, d'autre part en produisant une oligémie relative des centres nerveux.

Le bromure de potassium a été essayé pour la première fois, en 1851, par Locock, Radcliffe, M'Donnel; en 1864, par Blache, Bazin, Vigouroux, Besnier, et plus tard par MM. Voisin et Legrand du Saulle. Au début, les résultats obtenus étaient peu encourageants, car les premiers médecins qui se sont servi du bromure de potassium étaient retenus par une crainte exagérée et donnaient des doses infiniment trop faibles. Enfin, après bien des tâtonnements et des hésitations, ce fut surtout entre les mains des deux derniers observateurs que nous venons de citer, que le bromure de potassium a pris en quelque sorte droit de cité et s'est placé au premier rang des remèdes employés contre l'épilepsie.

Nous sommes loin de nier les avantages du bromure de potassium, qui nous a donné parfois à nous-même de bons résultats, mais nous nous rangeons du côté de ceux qui n'admettent pas les spécifiques dans le sens absolu du mot et nous nous élevons contre cette croyance qui a fait dire et écrire que lorsqu'une épilepsie idiopathique aura été traitée par le bromure de potassium sans succès, il est inutile d'employer les autres bromures, tels que le bromure d'ammonium et le bromure de sodium, dont l'action serait nulle (1).

D'après Brown-Séquard, le *bromure d'ammonium* offre des effets sédatifs à plus faibles doses que le bromure de potassium. White et Buckley ont obtenu de bons effets dans le délirium tremens par la combinaison du bromure

(1) Voisin. *Nouveau dictionnaire de médecine et de chirurgie pratiques*, art. *Épilepsie.*

d'ammonium et du bromure de potassium à la dose de 2 à 30 grammes. Gowers dit que le bromure d'ammonium paraît quelquefois plus puissant et ne produit pas cette dépression générale que donne le bromure de potassium. Decaisne a pu l'administrer pendant un an sans produire la saturation qu'on observe avec le bromure de potassium. M. Legrand du Saulle s'exprime ainsi : « Le bromure d'ammonium est très actif, c'est un médicament sûr, d'un emploi facile et auquel je ne connais point d'inconvénients. » D'après Rossbach, les actions réflexes du pharynx et du larynx sont diminuées par le bromure d'ammonium comme par le bromure de potassium. Lutz a obtenu de bons résultats en associant le bromure d'ammonium et le bromure de potassium. Morton également vante le bromure d'ammonium dans l'épilepsie.

Selon Decaisne, le *bromure de sodium* est aussi favorable dans l'épilepsie que le bromure de potassium, et de plus il a l'avantage d'être plus facilement éliminé et de pouvoir être administré pendant longtemps sans offrir de danger et sans donner les actions secondaires défavorables du bromure de potassium. Stark, Halis et Kroscz ont trouvé qu'il agit sur l'homme à peu près aux mêmes doses que le bromure de potassium, qu'il diminue la sensibilité et les actions réflexes et que, lorsqu'il y a une éruption, elle est moins intense. Lewitzky en 1868 préfère le bromure de sodium au bromure de potassium, et Hollis en 1873 vantait sa supériorité.

Nous partageons pleinement cette opinion, dans la conviction qu'il n'est peut-être pas sans inconvénient d'introduire dans le sang de trop grandes quantités de sels de potasse et de changer ainsi la composition chimique du sérum qui doit son alcalinité à la présence des sels de soude.

TRAITEMENT.

Devant cette grande variété de médicaments proposés, M. le professeur Ball s'est adressé aux agents thérapeutiques les plus usités, et il a recherché si par leur action combinée ils ne seraient pas plus efficaces que pris isolément. Les bons résultats obtenus à la clinique de Sainte-Anne, et dont nous avons été témoin, nous ont engagé à attirer l'attention sur cette nouvelle médication.

Les bromures alcalins et particulièrement les bromures d'ammonium et de sodium, la belladone et l'oxyde de zinc forment la base du traitement.

Les bromures d'ammonium et de sodium sont donnés à parties égales dans une solution aqueuse au 1/15.

Bromure d'ammonium.....	ãã 10 grammes.
Bromure de sodium........	
Eau......................	300 grammes.

A prendre par cuillerées à bouche dans une tasse de tisane de valériane.

On commence par quatre cuillerées par jour et on peut progressivement aller jusqu'à huit et dix, si le traitement n'est pas suivi d'effet au bout de quelques jours, ou si la dose employée au début ne paraît plus suffisante.

La belladone et l'oxyde de zinc sont prescrits sous forme de pilules, contenant deux centigrammes et demi d'extrait de belladone et autant d'oxyde de zinc.

La formule est :

Extrait de belladone......	ãã 1 gramme.
Oxyde de zinc............	

Pilules n° 40. On donne deux pilules par jour, une le matin, une le soir ; dans les cas rebelles on peut aller jusqu'à quatre pilules sans inconvénient.

Chez les sujets congestifs il faut employer comme adjuvants, soit les purgatifs drastiques, soit la saignée, soit les applications de sangsues aux tempes ou derrière l'oreille, soit les révulsifs, le séton, les pointes de feu. Il faut administrer également les eupeptiques s'il y a des troubles gastriques, les vermifuges si on constate la présence d'entozoaires, les toniques et les amers s'il y a anémie.

M. Ball formule les pilules purgatives suivantes :

Aloès socotrin..........	1 gramme.
Résine de scammonée...	ãã 0,50 centigrammes.
Résine de jalap.........	
Calomel..............	
Savon amygdalin........	Q. S.

Pilules n° 24. En prendre six tous les huit jours, trois le matin en se levant, trois vers le milieu de la journée.

Observation I.

B... (Léopold-Prosper), âgé de 38 ans, employé, vient à la consultation de Sainte-Anne au mois de décembre 1880.

Il est marié, père d'une petite fille de 9 ans, qui est venue au monde alors qu'il n'était pas encore malade.

Son père, très sobre, est mort à 70 ans, d'un accès d'asthme. Sa mère est morte à 49 ans, à l'époque de la ménopause. Il a perdu un frère en bas-âge, qui est mort du carreau; un autre frère, de 35 ans, vit encore et jouit d'une parfaite santé.

Aucune maladie antérieure; il est d'une intelligence ordinaire et a toujours été d'un caractère très doux et très gai. A 16 ans, il entre dans le commerce, et, trois ans après, il devient employé d'une grande administration, où il s'est fait remarquer par son exactitude et sa probité. Il n'a jamais commis d'excès de boisson, n'a pas contracté de maladies vénériennes, mais avoue des excès sexuels autrefois.

Le 28 décembre 1875, il avait alors 30 ans, un mois après l'accouchement de sa femme, qui avait été pénible, et l'avait vivement impressionné, il a sa première attaque. Il était en train de déjeuner, lorsque tout à coup il ressent un violent frisson dans tout le corps, sa vue se trouble, il éprouve une oppression suffocante et, au moment où il se levait pour se diriger vers la fenêtre de sa chambre, il tombe, avec perte de connaissance, pâleur de la face, écume sanglante à la bouche, rigidité des membres. Quand il revient à lui, il est comme hébété, courbaturé, n'ayant gardé aucun souvenir de la scène qui s'est passée. Trois mois après, il a une seconde attaque, suivie d'une troisième quatre mois plus tard. A partir du mois de septembre 1876, il prend régulièrement du bromure de potassium, jusqu'au jour où il se présente à la consultation; pendant tout ce temps, il a neuf attaques, séparées par des intervalles, variant de deux à quinze mois. De décembre 1880 jusqu'aujourd'hui, il est soumis à notre traitement, qu'il observe avec une scrupuleuse régularité, et, pendant cette grande période de dix-huit mois, il n'a pas une seule crise.

C'est toujours le soir que les attaques surviennent, et chaque fois au commencement du repas ; il est pris d'un frisson général intense, avec dyspnée, suffocation, sensation de fourmillement au bout des doigts, et bourdonnements d'oreilles, qui simulent des bruits de cloches. Cette aura particulière et compliquée se déclare assez de temps avant sa chute pour qu'il puisse s'asseoir ou se jeter sur son lit.

L'appétit est toujours conservé, mais depuis le début de la maladie les digestions sont mauvaises ; il ressent des aigreurs, du pyrosis, des borborygmes ; cependant il n'a pas de vomissements, et les selles sont normales et régulières. On ajoute à son traitement de la pepsine et de l'eau de Vichy. Il éprouvait aussi de violents maux de tête avec congestion, qui ont disparu aujourd'hui après des applications répétées de pointes de feu à la nuque.

On ne peut pas attribuer ces douleurs épigastriques à l'usage des bromures, puisqu'il les a éprouvées dès la première attaque, et qu'il n'a pris de bromure de potassium que neuf mois après. Il présente en outre de la fétidité de l'haleine, et une légère éruption d'acné sur les épaules ; malgré les bromures, il se plaint quelquefois d'érections nocturnes avec pertes séminales, mais il faut dire que, depuis la naissance de son enfant, il n'a pas eu de rapport avec sa femme, qui a eu une fistule recto-vaginale, et il serait d'une sagesse exemplaire.

On ne constate chez lui aucun vice de conformation. Cependant il a du strabisme convergent de l'œil droit ; de ce côté la papille est plus pâle qu'à gauche, elle offre des bords peu marqués sur la partie interne, tandis qu'elle est bordée, en dehors, d'un croissant pigmentaire très accentué. Dans toute l'étendue du fond de l'œil on voit de petites plaques blanchâtres mal délimitées ; cette disposition ne se retrouve pas sur l'œil sain. Quand il se fatigue un peu la vue, la vision se trouble ; il voit des mouches voler, ou des fils qui montent et descendent devant ses yeux.

Observation II.

R... (Paul) entre à la clinique de Sainte-Anne, le 8 février 1882.

C'est un jeune garçon de quatorze ans, dont le père est un homme sobre, bien portant, qui a eu une seule fois des douleurs rhumatismales, il y a dix-neuf ans. Sa mère était faible de constitution, très nerveuse ; elle est morte de la poitrine à quarante-deux ans. Il a eu trois frères, qui sont morts très jeunes, l'un de la rougeole, l'autre du croup, le troisième d'une affection pulmonaire. Rien de particulier du côté des grands-parents.

Comme maladies antérieures, R... a eu des convulsions dans son enfance, et une méningite à l'âge de deux ans. Depuis, il jouissait relativement d'une bonne santé, mais se plaignait fréquemment de maux de tête ; c'était un enfant docile, intelligent, travailleur, aimant beaucoup la lecture.

Il y a cinq ans, il se promenait un jour au bois de Boulogne, lorsque, par mégarde, il tombe dans une pièce d'eau en jouant avec un de ses camarades. Il en ressent une grande frayeur, et, pendant une semaine, il éprouve de violents maux de tête, avec courbature, et malaise général ; puis, huit jours après cet accident, ses parents, auprès desquels il couchait, sont réveillés, une nuit, par un bruit insolite, et ils le trouvent dans son lit, se débattant, la figure contracturée, et ayant perdu connaissance. Au bout de quelques instants, il tombe dans un coma profond, se rendort, et le lendemain ne se rappelle rien de ce qui s'est passé. Quinze jours après, étant à l'école, il est pris subitement d'un évanouissement passager, mais sans chute, sans convulsions, sans perte de connaissance ; pendant plusieurs mois, ces vertiges reviennent souvent, étant presque toujours annoncés par des céphalalgies très douloureuses. Ce n'est qu'un an après, qu'a lieu la seconde attaque, avec pâleur de la face, écume à la bouche, mouvements désordonnés ; quinze jours après, nouvel accès, et depuis les attaques reviennent, tantôt une fois tous les quinze jours, tantôt deux et trois fois par semaine ; il lui est même arrivé d'avoir trois et quatre accès successifs dans la même journée, survenant à peu près toutes les deux heures. C'est alors qu'il prend, tous les matins et tous les soirs, une cuillerée à bouche de sirop d'Henry Mûre, qu'il délaisse au bout d'un an pour une solution ordinaire de bromure de potassium.

Au début du traitement, il n'a plus ces accès revenant plusieurs fois par jour, mais, d'après les renseignements de la famille, il a toujours une attaque au moins tous les quinze jours, et dix mois après, les accès reviennent avec une grande fréquence, au point qu'il en avait eu seize, la semaine qui a précédé son entrée à Sainte-Anne. Les attaques étaient très violentes, toujours précédées d'une aura ; c'était une espèce de fourmillement instantané, que le malade ressentait dans le bras droit, puis, s'il était debout, il vacillait sur ses jambes, avait le regard fixe et tombait tout d'une pièce. Jamais on n'a constaté le cri initial, mais il y avait pâleur de la face, contraction des membres, les poings fermés, les pouces en dedans, puis mouvements convulsifs, salive sanguinolente, morsure de la langue, coma, respiration stertoreuse, incontinence d'urine.

Actuellement l'intelligence a beaucoup diminué ; de travailleur et obéissant qu'il était, cet enfant est devenu paresseux, querelleur, insoumis. Il présente une asymétrie très évidente de la face, la région frontale est très aplatie, la voûte palatine rétrécie, ogivale, la dentition très irrégulière.

La veille de son entrée à Sainte-Anne, il prenait encore du bromure de potassium ; le lendemain (9 février), on lui prescrit trois grammes de bromure d'ammonium, trois grammes de bromure de sodium, et deux pilules d'oxyde de zinc et d'extrait de belladone. Ce n'est que le 22 avril qu'il a une attaque, suivie de deux autres le lendemain. Du 29 avril au 9 mai, il a eu encore dix accès ; on porte alors la dose des bromures à quatre grammes de chaque, et depuis il n'a pas eu d'attaque.

Observation III.

B..., âgé de 30 ans, tapissier, vient à la consultation de Sainte-Anne, le 23 novembre 1880.

Il est marié depuis trois ans, et père d'une petite fille de 2 ans, qui est bien portante aujourd'hui, mais a eu des convulsions, il y a un an.

Son père, qui était un homme sobre, est mort à 70 ans,

à la suite d'une opération de la taille. Sa mère est morte à l'époque de la ménopause; elle n'avait jamais eu de graves maladies, et n'avait jamais présenté d'accidents nerveux. Il a eu un jeune frère, qui est mort d'une fièvre typhoïde. Il est le plus jeune de quatre garçons, dont deux sont bien portants, mais l'aîné, qui est professeur, et a beaucoup étudié dans sa jeunesse, est d'un tempérament très nerveux, se plaint souvent de maux de tête, est d'un caractère assez emporté.

B... n'a pas eu de maladies dans son enfance, ni pendant sa première jeunesse; il a toujours été très calme, très doux, et facile à élever. Il a été militaire pendant quatre ans, et c'est alors qu'il a commencé à se livrer à la boisson. Vers la même époque, il a contracté une blennorrhagie.

Il avait quitté le régiment, en 1877, lorsque, pour la première fois, il éprouva des vertiges. S'il venait à se baisser, tout d'un coup il lui semblait que tout tournait autour de lui; il ne voyait plus rien, et restait ainsi quelques secondes dans l'immobilité complète; les mêmes symptômes vertigineux se reproduisaient, s'il était occupé à un travail, qui nécessitait quelque attention; il avait de fréquentes céphalalgies; l'appétit avait beaucoup diminué, et il était devenu très faible. Si une voiture venait à passer à côté de lui, quand il se trouvait dans la rue, il était obligé de tourner la tête du côté opposé, pour ne pas tomber; il était devenu très impressionnable, et quand il parlait à une personne d'une position un peu plus élevée que la sienne, il tremblait et ne savait ce qu'il disait. Les vertiges étaient devenus très fréquents, il en avait plusieurs par jour, mais jamais de grandes attaques avec perte de connaissance et mouvements convulsifs; il n'a jamais eu d'écume à la bouche, ne s'est jamais mordu la langue, n'a jamais eu d'incontinence d'urine.

Voyant son état s'aggraver, il a assez de fermeté de caractère pour renoncer aux habitudes alcooliques, qu'il avait contractées au régiment, puis, pendant trois ans, il se fait soigner par plusieurs médecins, qui tous lui ordonnent du bromure de potassium, qui n'a amené aucune amélioration.

Il vient donc à la consultation, se plaignant de ses céphalalgies, de son état vertigineux, qui lui rendait *tout travail impossible*; il avait également des palpitations, avec oppression intense, chaque fois qu'il montait des escaliers ou marchait un peu vite. C'était un grand garçon, maigre, pâle, les muqueuses décolorées, ayant perdu l'appétit et le sommeil. Il présentait également un certain degré de mélancolie, avec préoccupations hypochondriaques, et affaiblissement de la mémoire ; il oubliait les évènements les plus récents, ne se rappelait plus un instant après ce qu'il venait de dire, et était obligé d'écrire sur un papier les commissions dont il était chargé.

Nous constatons chez lui un souffle anémique, mais pas de lésion organique. On lui prescrit le traitement suivant : 4 grammes de bromure d'ammonium et de sodium, deux pilules de tartrate ferrico-potassique, vin de quinquina, tisane de quassia amara, et douches tous les matins.

Aujourd'hui, sous l'influence du traitement qu'il a suivi régulièrement, les forces sont revenues, il a pris de l'embonpoint, la figure est colorée, le souffle anémique a disparu, et en outre les vertiges, si fréquents il y a dix-huit mois, sont devenus de plus en plus rares, puisqu'il n'en accuse qu'un ou deux par semaine au plus. L'état mental s'est aussi amélioré, la mémoire est revenue, il a plus de courage pour travailler et lui, qui était autrefois triste, maussade, querelleur même, est devenu plus gai, plus alerte, plus calme.

OBSERVATION IV.

Ber... (Augustine), 19 ans, vient à la consultation de la clinique de Sainte-Anne, il y a quinze mois.

Elle nous apprend que son père, marchand de volailles, commettait de nombreux excès alcooliques, et est mort, à 41 ans, d'une congestion cérébrale; sa mère, âgée de 52 ans; est une femme forte, robuste, nullement nerveuse, qui n'a jamais été malade.

Ils ont été dix enfants ; cinq sont morts, deux en venant au monde ; un troisième, à l'âge de 3 ans, a succombé à une fièvre cérébrale ; deux jeunes femmes, de 23 et 26 ans, sont mortes en couches. Les frères et sœurs, encore vivants, sont tous bien portants. Les grands-parents sont morts de vieillesse, à un âge avancé, sauf le grand-père maternel, qui a été enlevé par une attaque d'apoplexie.

Etant enfant, la malade n'a eu que la rougeole et la fièvre urticaire. Elle fut réglée à 15 ans, très régulièrement pendant une année ; puis les règles ont complètement cessé jusqu'il y a six mois, époque à laquelle elles sont redevenues régulières. C'est à 16 ans qu'elle eut sa première attaque ; la vue d'un accès chez une femme qui est tombée à côté d'elle l'a beaucoup impressionnée ; le lendemain, elle se plaignit de violents maux de tête, de fatigue générale, de courbature, et le soir elle fit sa première chute avec perte de connaissance, convulsions, écume à la bouche, etc.

Jusqu'alors on n'avait jamais constaté chez elle d'accidents nerveux; elle avait toujours été d'un caractère nonchalant, apathique; elle était paresseuse, aimait peu le travail; elle est d'une intelligence peu développée. La face est assez régulière, le crâne ne présente ni saillies, ni dépressions; mais la voûte palatine est profonde et ogivale, les dents mal plantées.

Trois mois après, vient la seconde attaque, qui a coïncidé avec la cessation des règles et la première apparition des symptômes d'une tuberculose pulmonaire. Elle commença à se plaindre d'une toux sèche, elle sentit ses forces diminuer graduellement; bientôt elle fut prise d'hémoptysies assez abondantes, avec fièvre, sueurs nocturnes, et plus tard vomissements et diarrhée.

Les attaques, qui au début étaient en moyenne de deux par mois, étaient arrivées à atteindre le chiffre de trois à quatre par semaine. On lui avait, à plusieurs reprises, prescrit du bromure de potassium, mais, il faut bien le dire, le traitement n'avait pas été suivi d'une façon continue.

C'est au mois de mars 1881 qu'elle vint à la consultation. Devant cette affection pulmonaire, M. le professeur Ball rejette l'emploi des bromures d'ammonium et de sodium, qui souvent, comme il l'a remarqué plusieurs fois, produisent une sidération nerveuse des plus nuisibles chez les phthisiques. Il prescrit le bromure de potassium, avec recommandation de suivre le traitement très exactement, et il ajoute deux pilules d'oxyde de zinc et d'extrait de belladone par jour.

Au bout de huit jours, la malade ressent un malaise général qui lui fait craindre une attaque, qui pourtant n'eut pas lieu, et elle reste trois semaines sans tomber.

Depuis qu'elle est en traitement, les accès ont beaucoup diminué de fréquence, puisqu'elle n'en a plus qu'un en moyenne par mois; il lui arrive même de rester six semaines sans faire de chute. C'est généralement le matin qu'elle tombe, quand elle se lève et qu'elle descend du lit; elle n'a pas d'aura, mais elle éprouve, en se réveillant, une certaine oppression, qui lui fait présager son attaque.

L'affection pulmonaire est très avancée et, ce qu'il y a d'extraordinaire à remarquer, c'est le contraste frappant qui existe entre l'aspect général de la malade, son embonpoint actuel, presque exagéré, l'augmentation notable de ses forces et les symptômes graves d'auscultation. Il y a matité, et gros râles humides à gauche, en avant et en arrière; submatité et respiration très soufflante, mais pas de râles à droite. Elle a encore souvent de la fièvre, mais moins de diarrhée, moins de vomissements; depuis six mois que les règles sont revenues, il n'y a plus d'hémoptysies.

Depuis un an, on lui applique des pointes de feu alternativement, sur les régions sus et sous-claviculaires, sus et sous-épineuses.

Observation V.

E... (Georges-Albert), âgé de 21 ans, célibataire, entre dans le service de la clinique de Sainte-Anne, le 23 avril 1882.

Son père est mort à 50 ans, d'un cancer de l'estomac; il était imprimeur en papiers peints et commettait de nombreux excès alcooliques. A 29 ans il est entré à Bicêtre, pour un accès de mélancolie, avec tendance au suicide ; il en est sorti guéri, au bout de sept semaines, et il a vécu encore vingt ans, présentant de temps en temps quelques idées de persécutions. Il a également une sœur, atteinte de lypémanie, avec hallucinations, et idées mystiques.

La mère du malade a 49 ans, et paraît jouir d'une bonne santé.

E... a eu un frère, qui a succombé à la phthisie pulmonaire; un autre était hydrocéphale, et n'a vécu que deux ans; une sœur est morte du croup. Il a encore une autre sœur de 23 ans, chétive et d'une intelligence très bornée.

Il faut noter aussi que sa grand'mère maternelle était la sœur de son grand-père paternel.

Pas de maladies antérieures; pas d'excès vénériens, ni alcooliques.

C'est un garçon de taille élevée, paraissant robuste, mais présentant un certain degré d'asymétrie faciale.

Au mois de septembre 1878, il a son premier accès, pendant la nuit, avec tous les symptômes d'une grande attaque: convulsions, écume sanguinolente, incontinence d'urine, etc. Six semaines après, il a une seconde attaque, puis une troisième, quinze jours après. Au bout de six mois, les crises se rapprochent de plus en plus, et, au mois de novembre 1881, il en avait trois ou quatre par semaine. A cette époque, il entre au service militaire, n'ayant pas déclaré sa maladie, pour laquelle il est réformé au bout de trois mois.

Pendant trois ans, dès le début de sa maladie, il a pris tous les jours du bromure de potassium, qui, comme on le voit, n'a donné aucun résultat.

Il rentre dans sa famille le 10 mars dernier; le 11, il reprend du bromure de potassium, et reste dix-sept jours sans attaques, mais il en a huit le dix-huitième jour, et, le lendemain, il est arrêté et conduit à Mazas, pour avoir pris du vin et des cigarettes qu'il n'avait pas voulu payer. Soumis à un examen médical, on constate son état comitial, et il est envoyé à Sainte-Anne.

Le 24 avril, on lui prescrit le traitement, et, depuis, il n'a eu que trois accès, les 18, 20 et 31 mai.

Observation VI.

Gal..., âgée de 28 ans, exerçant la profession de femme de ménage, vient à la consultation de Sainte-Anne, le 24 mai 1881.

Le père de la malade, âgé de 54 ans, menuisier, est un vieil alcoolique, et se montre violent et brutal à l'égard des siens, chaque fois qu'il se trouve en état d'ivresse. Sa mère, âgée de 50 ans, est, au contraire, une femme sobre, robuste, qui n'a jamais été malade. Le grand-père paternel est mort d'une maladie de poitrine; la grand'mère, d'un cancer du sein. Le grand-père maternel est mort de vieillesse; la grand'mère vit encore, mais se trouve actuellement dans un état complet de démence sénile.

Gal... est l'aînée de six enfants, dont trois sont morts; une petite fille est morte à six semaines de convulsions; un petit garçon a été enlevé à l'âge de 3 ans, à la suite d'une longue maladie, caractérisée par un amaigrissement profond, une diarrhée intense, des coliques violentes; une jeune fille de 25 ans est morte poitrinaire au mois d'octobre dernier. Il reste encore un petit garçon de 12 ans et une jeune fille de 20 ans, tous deux bien portants.

Jusqu'à l'âge de 15 ans, la malade habite la campagne, sans avoir présenté aucune maladie pendant son enfance. Elle était d'un caractère assez vif, impressionnable, et se mettait facilement en colère, à la moindre contrariété. Quoique ayant fréquenté l'école pendant cinq ans, c'est à peine si aujourd'hui elle sait lire et écrire. Ne voulant pas rester chez elle, principalement à cause des violences de son père, elle vient à Paris, où elle se place comme domestique. Elle est réglée à 16 ans, sans trop de douleurs ; mais ce n'est que deux ans après leur première apparition, que les règles ont été régulières et normales. A 22 ans, elle a eu une fièvre typhoïde, sans complications, sans accidents nerveux. Elle se marie à 25 ans, et, un an après, elle accouche normalement, et à terme, d'un petit garçon vivant et bien portant.

Le début de la maladie date déjà de dix-sept ans ; la malade avait alors 11 ans, lorsqu'elle éprouva une grande frayeur à la vue d'une rixe violente entre hommes ivres. Le soir, elle se couche sous l'impression de cette émotion, et le matin, à quatre heures, la première attaque se déclare complète, avec cris, pâleur de la face, écume à la bouche, morsure de la langue, mouvements convulsifs de tous les membres et perte de connaissance. Au bout d'une heure, la malade revient à elle, sans avoir gardé aucun souvenir de ce qui s'est passé. Six mois après, elle était en train de jouer avec des enfants de son âge, lorsque subitement elle tombe à terre, et une seconde attaque se déclare avec les mêmes symptômes que la première. A partir de ce moment, les accès deviennent de plus en plus fréquents, pour atteindre une moyenne de deux par mois.

La malade ne semble pas avoir jamais éprouvé d'aura ; mais chaque fois, avant de tomber, elle s'arrêtait brusquement au milieu de ses occupations, levait la tête en l'air, regardait fixement, et cela assez de temps pour que les personnes présentes pûssent la tenir et empêcher sa chute.

Elle avait 22 ans, lorsque ses maîtres, qui l'aimaient beaucoup, et la gardaient avec eux, malgré sa maladie, la décident à voir un médecin, qui lui prescrit du bromure de potassium. Les attaques disparaissent alors complètement pendant six mois, mais pour revenir aussi fréquentes au bout de ce temps; malgré cela, le traitement est encore continué pendant six autres mois, mais alors sans résultat. Elle se marie à 25 ans, devient enceinte, et pendant les neuf mois de sa grossesse et l'état puerpéral qui a suivi l'accouchement, elle n'a pas eu une seule attaque. Il faut noter que presque toujours les attaques ont coïncidé avec l'apparition des menstrues, soit quelques jours avant, soit quelques jours après.

Au bout d'un an de calme, les accès reviennent avec la même fréquence qu'auparavant, et c'est alors, qu'au mois de mars 1881, on institue chez elle le traitement par le bromure d'ammonium et de sodium, les pilules d'oxyde de zinc et d'extrait de belladone. Pendant trois mois, elle n'a pas d'attaque; mais étant obligée d'aller en province, elle suspend son traitement, et aussitôt les accès reviennent comme par le passé. Elle reprend son traitement au mois de mars dernier, en promettant bien de ne plus l'interrompre.

Notre malade est une femme d'une taille ordinaire; la figure paraît assez intelligente, la face est régulière, symétrique; mais la voûte palatine est un peu ogivale, et les dents présentent une mauvaise implantation. Les différentes fonctions organiques s'exécutent normalement ; rien au cœur, rien aux poumons ; le sommeil est bon, l'appétit régulier, les digestions faciles. Pas de nausées, pas de vomissements, pas de céphalalgie, pas de troubles visuels, pas d'éruption sur la peau; le traitement est parfaitement toléré.

Observation VII.

K... (Georges-Henri), âgé de 21 ans, mécanicien, vient à la consultation, le 28 février 1882.

Son père, qui avait toujours été très sobre, mais était faible de constitution, est mort à 45 ans de phthisie pulmonaire. Sa mère, âgée de 56 ans, bien portante actuellement, a eu autrefois quelques douleurs rhumatismales. Deux sœurs sont mortes de la poitrine, l'une à 14 ans, et l'autre à 28 ans. Il a encore un frère, âgé de 36 ans, qui jouit d'une bonne santé.

Il a eu des convulsions dans son enfance, et plus tard la rougeole; il n'a jamais contracté de maladies vénériennes, et ne s'est jamais livré à la boisson. Il a été à l'école pendant neuf ans, s'est fait remarquer par son travail et son assiduité, a obtenu au concours une bourse pour l'école Turgot.

Le 20 décembre 1877, en sortant de son atelier, il tombe dans la rue subitement, et, sans avoir éprouvé aucun phénomène précurseur, il perd connaissance, et, quand il revient à lui, il ressent un grand malaise, avec céphalalgie et lassitude des membres. Seconde attaque six jours après, et troisième au bout d'un mois. Il est soumis au bromure de potassium, qu'il prend régulièrement jusqu'au mois de janvier 1879; il n'a eu qu'une seule attaque pendant toute cette année. A cette époque, il va habiter la province, et, se croyant guéri, il interrompt son traitement ; mais, au mois de juin, étant à la campagne, il est pris d'un vertige, sans perte de connaissance, et, huit jours après, il a une grande attaque. Il reprend du bromure de potassium et jouit d'une période de calme pendant dix-huit mois. Il rentre à Paris au mois d'octobre 1880, cesse de nouveau son traitement, et, un mois après, il a un nouvel accès ; il se soigne de nouveau, et, pendant quatorze mois, il a cinq attaques, toujours précédées d'une aura, caractérisée par une sensation de constriction aux deux régions temporales.

C'est alors qu'il se présente à la consultation, parce qu'il venait d'avoir, pour la première fois, deux crises dans la même semaine. Le traitement est institué le 28 février, et est observé avec la plus grande exactitude ; depuis, il a eu deux attaques : une le 24 mars, et l'autre le 2 avril.

Il n'a jamais eu de symptômes gastriques, mais il présente, sur le dos et les épaules, une acné persistante, datant du début de l'emploi du bromure de potassium.

Observation VIII.

V..., 28 ans, employé de commerce, se présente à la consultation de la clinique de Sainte-Anne, au mois de novembre 1880.

Il est marié, père d'une petite fille de sept ans, bien constituée.

Son père est mort à 63 ans d'une fluxion de poitrine ; c'était un alcoolique, grand buveur de bière. Sa mère, forte de constitution, vit encore, bien portante, mais d'un tempérament très nerveux, sans avoir pourtant jamais présenté d'attaques de nerfs.

Pas de renseignements particuliers du côté des grands-parents.

Comme maladies antérieures, il a eu la petite vérole à dix ans, et à 5 ans il aurait reçu un coup de pied de cheval sur le front, dont il porte la cicatrice. Pendant sa jeunesse, il aurait eu de fréquentes épistaxis et urinait souvent au lit.

Il était d'un caractère doux, facile, avait une intelligence normale, a reçu une certaine instruction à l'école Turgot, où il était bon élève. Il n'a pas été militaire, étant de nationalité belge, n'a pas eu de maladies vénériennes, mais a commis de nombreux excès de boissons à partir de 18 ans, jusqu'à l'âge de 24 ans, époque à laquelle a commencé sa maladie.

Il était alors à Bruxelles, lorsqu'une nuit, étant couché, subitement, sans prodromes manifestes, il pousse un cri, ses membres sont contracturés, puis bientôt agités de grands mouvements convulsifs, avec écume sanguinolente à la bouche, morsure de la langue, et il tombe dans un coma profond, d'où il se réveille le matin, les membres brisés, sans aucun souvenir. Le deuxième accès survient trois mois après, aussi intense que le premier, la nuit également, et le troisième, trois semaines après le second. Puis les attaques se rapprochent successivement, à ce point qu'il en a quatre ou cinq dans la même semaine, et même deux dans la même nuit.

On lui prescrit du bromure de potassium, qu'il prend régulièrement pendant deux mois; mais, n'apercevant aucune amélioration, il l'abandonne tout à fait.

C'est alors qu'il vient à la consultation de Sainte-Anne. Il est soumis au traitement, qu'il observe durant neuf mois, et il voit pendant ce temps le nombre de ses crises diminuer; il n'en avait plus que deux par semaine. Ayant cessé de se traiter, les attaques reviennent plus fréquentes; son état présente des alternatives d'amélioration et de rechute, selon qu'il reprend ou cesse sa médication.

Il n'a jamais éprouvé de phénomènes d'intolérance, mais il a présenté une éruption d'acné assez abondante sur le dos et sur les épaules; de plus, il accuse une puissance génésique qu'il avait totalement perdue il y a dix-huit mois.

Dans ces derniers temps, il était devenu triste, maussade, avait perdu la mémoire, ainsi que la faculté de rassembler ses idées, et de bien les exprimer; de plus, il avait trois et quatre attaques par semaine.

Il revient à la consultation le 23 mai dernier; on lui prescrit de nouveau son ancien traitement, et, depuis, c'est-à-dire il y a trois semaines, il n'a pas eu d'accès. Son caractère s'est également amélioré, il est devenu plus gai, plus expansif, et semble sortir de son apathie intellectuelle.

Observation IX.

R... (Charles-Auguste), 60 ans, menuisier, entre à la clinique de Sainte-Anne, le 16 janvier 1882, avec un certificat constatant qu'il est atteint d'épilepsie.

A son entrée, il présente un tel affaiblissement intellectuel, qu'il est impossible d'obtenir des réponses exactes aux questions qui lui sont posées. Ce n'est que trois mois après, que, sorti peu à peu de sa torpeur, il nous fournit les renseignements suivants :

Sa mère est morte de misère, jeune encore. Son père, homme débauché, violent, alcoolique, a fini par abandonner ses enfants, qui ont dû être élevés dans un orphelinat.

Notre malade a eu des convulsions en bas-âge, puis la rougeole; il a été assez bien portant jusqu'à l'âge de dix-neuf ans, époque à laquelle il fait remonter sa maladie.

S'étant marié jeune, il avait une conduite assez régulière, cependant il avoue que de temps en temps il buvait un peu, mais sans en avoir pris l'habitude. Il était bon ouvrier, n'avait pas un caractère méchant, ni querelleur. Il aimait à rester chez lui; sa seule distraction était le théâtre.

Vers l'âge de 19 ans, il commença à éprouver de violentes céphalalgies, bientôt suivies d'éblouissements et de vertiges ; au milieu de ses occupations il s'arrêtait brusquement, le regard fixe, la face très pâle sans faire aucun mouvement; puis au bout de quelques secondes il reprenait son travail. Ces moments d'absence revenaient fréquemment sans causes, sans motifs; cette forme vertigineuse dure quatre ans, pour ensuite faire place à la grande forme convulsive.

Un jour, par une grande chaleur d'été, il était en train de travailler sur une échelle, quand, tout à coup, il sent que la tête lui tourne, il glisse, tombe à terre avec perte de connaissance, et, pour la première fois, tous les membres sont agités de mouvements convulsifs désordonnés. On le relève, on le couche, et, quelques heures après, il revient à lui, courbaturé, et ne se rappelant absolument rien. Depuis trente-six ans, les attaques ne l'ont pas quitté; il en a, en moyenne, deux par mois; à plusieurs reprises, il s'est fait soigner, soit en ville, soit à l'hôpital, mais toujours sans résultat.

A son arrivée, il présente une grande obtusion intellectuelle, avec inconscience de sa situation, indifférence absolue et perte partielle de la mémoire; il ne sait nullement où il se trouve, ne se rappelle aucune des circonstances qui ont motivé son admission à Sainte-Anne; il est littéralement abruti. C'est un homme de grande taille, au regard fixe, à la figure hébétée; il ne présente pas d'asymétrie de la face; le diamètre transversal de la tête est légèrement diminué; on voit, à la région frontale, deux cicatrices linéaires, dues à des chutes anciennes; la bouche et la voûte palatine sont bien conformées.

Le soir de son entrée, le 16 janvier, il a une attaque; le lendemain, le traitement est institué, mais sans grand espoir, vu l'ancienneté de la maladie; cependant du 16 janvier au 8 mars, il n'a pas eu d'attaque, mais au mois de mars, il s'en est produit deux, au mois d'avril trois, et deux au mois de mai.

Ici, le traitement n'a apporté aucune modification dans la fréquence des attaques; mais il a notablement amélioré l'état intellectuel du malade. Il est sorti de sa torpeur, il est plus éveillé, il sait où il se trouve, il répond aux questions; il n'a éprouvé aucun phénomène d'intolérance, les fonctions digestives sont normales.

Observation X.

L... (Marie), âgée de 25 ans, ménagère, entre dans le service de la clinique, le 21 septembre 1881.

Son père, âgé de 50 ans, est un alcoolique. Sa mère est morte à 26 ans, à la suite d'un accouchement très laborieux, occasionné par une grossesse gémellaire.

La malade a eu deux enfants : un est mort en nourrice ; l'autre, âgé de 11 mois, se porte bien.

Elle a eu des convulsions à l'âge de 2 ans, et depuis elle n'a fait aucune maladie grave ; elle a été réglée à 15 ans. Quelque temps après le siège de Paris, où elle avait eu de grandes frayeurs, et avait souffert de privations, elle a sa première attaque avec chute, perte de connaissance, convulsions, etc. ; ce n'est qu'un an après, qu'elle a eu son second accès. A cette époque, les attaques deviennent mensuelles, et coïncident avec les menstrues ; elles n'ont pas été arrêtées par les grossesses, et, il y a un an à peu près, elles se sont rapprochées successivement, ne laissant plus entre elles qu'un intervalle, variant de huit à quinze jours.

Cette fréquence des attaques n'a pas manqué d'exercer une certaine influence sur l'état intellectuel de la malade, qui, après chaque crise, tombe dans une prostration complète, avec hébétude et apathie absolue.

On la trouve, un matin, à la gare de Fontenay-aux-Roses, où elle avait passé la nuit ; la veille, elle avait eu une attaque, et n'a pu dire comment elle se trouvait là : c'est alors qu'elle est amenée à Sainte-Anne.

C'est une jeune femme, de taille élevée, forte de constitution, mais présentant de l'obtusion intellectuelle, et une grande dépression des forces. Elle a de l'asymétrie faciale, le front est proéminent surtout à droite, le côté gauche est moins développé, la bouche est bien conformée. Ses accès ont lieu généralement le matin, quand elle se lève ; elle tombe, la face pâle, avec perte de sentiment, contracture des membres, et, quand elle reprend conscience, elle reste courbaturée toute la journée,

Dès son entrée, on lui administre le traitement; mais les accès ne semblent nullement diminuer, malgré l'exactitude rigoureuse avec laquelle la médication est suivie. Il y a toujours une moyenne de quatre à cinq attaques par mois. Au bout d'un certain temps on augmente la dose de quatre à six grammes de chaque sel, et malheureusement les résultats ne sont pas plus satisfaisants.

Observation XI.

C... (Julie), âgée de 43 ans, blanchisseuse, entre pour la septième fois à la clinique de Sainte-Anne, le 6 avril 1881.

Son père, âgé de 85 ans, vit encore; sa mère a succombé à une maladie de poitrine, à l'âge de 40 ans. Deux oncles sont morts, l'un aliéné; l'autre, épileptique, s'est noyé; une tante est morte de la poitrine. Une autre tante et un oncle sont encore vivants et jouissent d'une bonne santé.

Etant enfant, la malade a eu des convulsions plusieurs fois, mais n'a pas fait de graves maladies pendant sa jeunesse; elle fut réglée à 17 ans. A 36 ans, elle a eu une fièvre typhoïde avec délire intense, qui lui a fait garder le lit pendant cinq mois; à 40 ans, elle a eu une pleurésie. C'est une femme forte, avec un certain degré d'embonpoint, mais présentant un affaiblissement intellectuel très prononcé.

La première attaque reconnaît pour cause une grande frayeur; la malade avait 11 ans quand elle fut poursuivie dans un cimetière par un homme qui commit sur elle une tentative de viol. Ce n'est que quatre ans plus tard, qu'un soir, en rentrant du théâtre, elle eut sa seconde attaque, et la troisième coïncida avec la menstruation. C'est alors que les accès se sont rapprochés; tantôt il se passe trois et quatre mois sans attaque, tantôt dans une semaine il y en a quatre ou cinq. Ce sont de grandes attaques, avec perte de connaissance, convulsions, morsure de la langue, écume sanguinolente, incontinence d'urine, et précédées d'une aura, caractérisée par une sorte de picotement qu'elle ressent à la racine du nez.

De 15 à 20 ans, elle vit avec un amant, qu'elle finit par épouser et dont elle se sépare au bout d'un an de mariage. Il y a cinq ans, elle a un second amant, dont elle a une petite fille de 8 mois.

Nous devons noter que, pendant la grossesse, et également pendant sa fièvre typhoïde, elle n'a pas eu d'attaques, ni depuis trois mois qu'elle est de nouveau enceinte.

Ces accès répétés ont amené un trouble intellectuel profond chez notre malade. En effet, généralement après ses attaques, quelquefois avant, elle a des hallucinations, elle entend des voix qui lui parlent, qui lui commandent ou défendent de faire telle ou telle chose; de plus elle est sujette à des impulsions auxquelles elle ne peut résister. Elle éprouve le besoin impérieux de s'approprier des objets de toute nature, même les plus insignifiants et les moins indispensables à une femme de son âge ; c'est ainsi qu'elle a été arrêtée, à 28 ans, pour avoir volé une poupée ou une pièce de flanelle qu'elle a donnée aux ambulances pendant la guerre, ou des jouets dont elle faisait cadeau à des enfants. Elle s'est jetée également à l'eau; une autre fois, elle s'est précipitée d'un quatrième étage.

A son arrivée, on lui prescrit le bromure d'ammonium et de sodium, mais comme nous avons fait remarquer que les attaques avaient complètement disparu pendant la grossesse précedente, et cette malade se trouvant de nouveau enceinte, nous interrompons le traitement, espérant qu'elle aura encore la même immunité, et nous attendrons l'accouchement pour reprendre les bromures.

Observation XII.

R... (Marie), à la suite d'une angine couenneuse, qu'elle a eue à l'âge de 4 ans, est fréquemment prise de légers vertiges, avec écume à la bouche, mais sans perte de connaissance.

Vers l'âge de 12 ans, au moment de la première apparition de ses règles, elle a, pendant la nuit, une première attaque complète. Les attaques suivantes ont lieu à peu près tous les quinze jours, souvent composées de plusieurs accès dans la même journée. Au mois de février dernier, elle entre dans le service de M. Ball à l'hôpital Laënnec; le traitement institué diminue les crises, qui ne se montrent plus que tous les mois. Elle revient chez ses parents, arrête la médication, et, quelques semaines après, les attaques reparaissent avec la même fréquence qu'avant son entrée à l'hôpital.

Le 23 novembre elle reprend son traitement, et, jusqu'au 15 mars 1881, elle n'a eu que deux attaques, le 7 décembre et le 4 janvier. De plus, la lourdeur de tête, la céphalalgie dont souvent elle se plaignait, ont complètement disparu.

Observation XIII.

C... (Marie) est une jeune fille de 21 ans, forte, robuste, qui pendant son enfance n'a eu d'autre maladie qu'une fièvre typhoïde.

Vers l'âge de 15 ans et demi, elle a eu une première attaque d'épilepsie. Un soir, en se couchant, elle tombe subitement, avec cri, perte de connaissance, contracture des membres, écume à la bouche, morsure de la langue. Le lendemain et les jours suivants même attaque. On l'envoie à la campagne, où elle reste quatre ans. On la soumet au traitement par le bromure de potassium, et les attaques diminuent de fréquence, ne revenant en moyenne qu'une fois tous les huit jours. Elle rentre à Paris, il y a un an, et bientôt les accès augmentent de nombre et d'intensité, pour reparaître tous les jours et même plusieurs fois par jour.

Au mois de juillet 1880, elle vient à la consultation de la clinique. On lui ordonne 4 grammes de sel double et 2 pilules de belladone et d'oxyde de zinc par jour; elle reste près de six semaines sans attaques, et dans un espace de six mois elle n'en a eu que sept.

Le 31 novembre, à la consultation, elle a eu une attaque devant nous ; il y avait huit jours qu'elle ne prenait plus sa potion.

Cette jeune fille, qui avant sa maladie était d'une intelligence moyenne, était tombée dans un état d'abrutissement complet, avec lourdeur de tête continue, céphalalgie fréquente, perte de mémoire ; elle était devenue incapable de toute occupation. Aujourd'hui, son état intellectuel s'est notablement amélioré, les douleurs de tête ont disparu, elle peut s'occuper, « elle est redevenue une femme comme une autre », selon les expressions de sa mère.

Nous avons déjà publié ces deux dernières observations dans le journal l'*Encéphale* (mars 1881), mais nous croyons bon de les reproduire, car elles sont bien faites pour démontrer l'utilité de suivre le traitement régulièrement pendant un certain temps, sans quoi les attaques se reproduisent comme auparavant. Aujourd'hui nous avons perdu ces deux malades de vue, et nous ne pouvons donner leur état actuel.

Observation XIV.

Joseph-Gabriel D..., âgé de 16 ans, entre le 20 mai 1881.

Sombre, taciturne, l'air farouche, D... est évidemment sous l'empire d'une frayeur extrême ; dès qu'on l'approche, et malgré tous les ménagements que l'on peut prendre, il est sur la défensive ; aux plus simples questions, aux paroles les plus affables, il ne répond que par des monosyllabes ; aussitôt d'ailleurs qu'on tente de l'interroger, il se blottit dans un coin, avec un air de fauve acculé, fait une moue épouvantable et ne se décide qu'après un certain temps à prononcer quelques mots d'une voix profonde et rauque. Une véritable lutte est nécessaire pour lui faire prendre le bain de propreté réglementaire, et pendant dix à douze jours ce ne sont que querelles sans motifs avec ses camarades ; actes d'insubordination et tentatives d'évasion se reproduisant dès qu'il croit ses surveillants en défaut.

Toutes les fonctions s'accomplissent néanmoins avec une régularité satisfaisante. Quant aux accès, que je fais surveiller avec le plus grand soin, ils se succèdent dans l'ordre suivant :

Samedi, 21 mai, accès bien caractérisé. Pendant la semaine, rien.

Dimanche, 29 : 5 accès parfaitement constatés.

Lundi, mardi, mercredi : rien.

Jeudi, 2 juin : 6 accès.

Vendredi : rien.

Samedi : 2 accès très violents.

(Pas le moindre signe de constipation ; appétit ordinaire, diminué les jours de crise.) Les accès se reproduisent la semaine suivante à peu près dans le même ordre de fréquence et d'intensité.

Aucun cri ne précède la chute ; le malade chancelle, puis fait quelques pas en courant et tombe sur le côté gauche, se relève au bout de quatre minutes environ ; ivresse épileptique d'autant plus prolongée que les crises sont plus fréquentes.

Le 9 juin, les accès se répètent avec une fréquence qui rappelle le type sub-intrant. La nuit, pourtant, est assez bonne. Le lendemain, je pratique une saignée, mais l'indocilité du malade ne me permet pas de tirer plus de 300 grammes de sang. Une chute de faible intensité dans l'après-midi.

Le traitement est commencé le 13 juin au matin : 2 pilules, 4 cuillerées ; le 20, 6 cuillerées. Le 22, le malade a un accès, le premier depuis le début du régime, en même temps, l'agitation apparaît et devient rapidement très intense, indocilité extrême, traitement suspendu.

Le 24, pilules purgatives de Ball, n° 6 ; selles abondantes à la suite du purgatif. Le traitement est repris le lendemain ; j'élève progressivement les doses. Le 27, au moment où je fais ma ronde du matin, D... est pris, devant moi, de vertige. Cet accident se reproduit deux fois dans la matinée ; le malade est couché, il refuse toute nourriture et, à plus forte raison, tout médicament.

Plus soumis le lendemain, il recommence à suivre son traitement, qui, désormais, ne sera plus interrompu jusqu'au 3 septembre : la dose a été portée, pendant huit jours consécutifs, à 10 cuillerées et 3 pilules, puis diminuée progressivement ; les pilules purgatives sont administrées régulièrement à la moindre menace de constipation, tous les dix ou douze jours ; deux applications de sangsues aux apophyses mastoïdes (6 chaque fois).

Le vertige du 27 a marqué le début d'une phase nouvelle.

Depuis cette époque, D... n'a eu que quatre attaques, ou accès complets, et six vertiges.

Depuis la suspension du traitement (3 septembre) jusqu'au 14 octobre, pas de chute ni de vertige.

Le 14. Trois chutes.

Le 15. Deux vertiges.

Le 16. Le traitement est de nouveau administré.

Du 23 au 26, deux étourdissements et un vertige.

Du 26 octobre au 24 janvier, pas une seule chute, pas un seul étourdissement.

Le 24. Une chute.

Le 25. Deux étourdissements.

Pas d'attaques jusqu'au 4 mars.

Du 4 mars au 2 juin, pas de chutes, mais étourdissements fréquents.

Depuis quelques jours le malade est devenu plus gai, plus expansif, il parle, se donne du mouvement ; le caractère est plus doux et plus sociable,

Nous devons cette observation à M. Fusier, interne à l'asile de Bassens, qui l'a déjà publiée dans le journal *l'Encéphale* (septembre 1881), et a eu l'obligeance de nous la compléter jusqu'à ce jour.

Observation XV.

(Communiquée par M. le professeur Ball.)

Le jeune X... âgé de neuf ans, d'un tempérament lymphatique, d'une assez bonne santé d'ailleurs, sans antécédents héréditaires, a un frère et une sœur, l'un plus âgé, l'autre moins âgée que lui, qui se portent bien tous les deux.

La face et le crâne sont symétriques, mais la voûte palatine est légèrement ogivale ; à part ce défaut, l'enfant est régulièrement conformé.

A partir de l'âge de 4 ans, sans cause connue, il a été pris de convulsions épileptiques, avec cri, écume à la bouche, morsure de la langue et strabisme pendant l'attaque. Les accidents ont été d'abord nocturnes, puis diurnes ; ils se produisaient d'abord à des intervalles irréguliers, puis ils se sont rapprochés et dans ces derniers temps il avait une ou deux attaques par jour sans compter les accidents nocturnes, qui se trahissaient souvent par l'urine répandue sur sa couche.

Au début, croyant à une affection vermineuse, on a traité le jeune sujet par les vermifuges, qui ont amené l'expulsion de quelques lombrics, sans aucune amélioration des accidents névropathiques. Plus tard on a eu recours au bromure de potassium, à la dose de 2 à 3 grammes par jour, puis au sirop d'Henry Mûre, sans aucun résultat.

Au mois d'avril dernier, après avoir essayé sans succès plusieurs médications diverses, on crut devoir recourir à titre d'essai au traitement de M. le professeur Ball, suivant les indications déjà connues. La solution de bromure de sodium et de bromure d'ammonium au quinzième fut prescrite à la dose d'une cuillerée à dessert à chaque repas, en tout deux par jour et on fait prendre à l'enfant tous les soirs une pilule renfermant 1 centigramme d'extrait de belladone et 1 centigramme d'oxyde de zinc.

Les accès cessèrent immédiatement ; c'est seulement après un intervalle de six semaines que l'enfant eut le 25 mai une attaque convulsive assez violente. Le traitement a été continué et depuis le 25 mai aucune attaque ne s'est produite.

L'intelligence de cet enfant est très faible ; il ne sait pas lire, son attention se fatigue au moindre effort ; il est irascible par moment, mais son caractère est habituellement doux et assez affectueux.

Depuis qu'on a prescrit le traitement mixte, les impatiences et les colères du petit sujet ont disparu. Quant à l'intelligence, elle ne présente encore aucune amélioration.

Les observations précédentes sont assez concluantes et viennent plaider en faveur de cette médication, que nous recommandons non pas comme une panacée, qui doit toujours réussir et détrôner tous les autres remèdes, mais comme un mode de traitement, qui peut marcher de pair avec les meilleurs, et même dans certains cas donner des avantages que n'offrent pas les autres.

La supériorité incontestable des bromures d'ammonium et de sodium est la grande facilité avec laquelle ils sont supportés. Chez aucun de nos malades nous n'avons observé de phénomènes d'intolérance gastrique ; les fonctions digestives se sont toujours accomplies très régulièrement sans diarrhée ni constipation, sans nausées ni vomissements et pourtant quelquefois nous sommes arrivé progressivement à des doses assez fortes. Nous pourrions citer le cas d'un malade, atteint d'agitation maniaque, qui se trouve actuellement à la clinique de Sainte-Anne et prend 10 grammes de chaque sel par jour sans être nullement incommodé ; c'est à peine s'il a présenté une très légère éruption furonculeuse à la nuque. On ne peut mettre sur le compte de la médication bromurée les troubles gastriques, que nous avons eu à combattre dans l'observation I, puisqu'ils étaient antérieurs à l'administration des bromures.

Le sel double (1) est aussi efficace contre le vertige simple, non comitial, comme le prouve l'observation III, que

(1) C'est ainsi que nous désignons le mélange à parties égales des bromures d'ammonium et de sodium.

nous avons publiée, quoique n'ayant pas trait à l'épilepsie franche. Chez ce malade, qui était profondément anémique, le bromure de potassium n'avait produit aucun résultat; celui d'ammonium et de sodium, secondé par les toniques et les amers, a amené une amélioration très sensible.

Ce qui est important à noter, c'est l'action immédiate de ce médicament, qui diminue dès les premiers jours la fréquence et l'intensité des attaques, comme nous le voyons dans les observations II, V, XII, XIII et XV, mais cette action ne se continue qu'à la condition de suivre le traitement avec la plus grande régularité et une entière persévérance, pendant des mois et des années. On a dit que le bromure de potassium devait être le pain quotidien des épileptiques; nous en dirons autant des bromures d'ammonium et de sodium. Les observations VI, VIII, XII et XIII nous montrent les inconvénients de suspendre la médication; aussi doit-on toujours prévenir les malades et bien leur recommander d'éviter toute interruption dans l'emploi des bromures, s'ils ne veulent pas s'exposer à des rechutes et perdre le bénéfice déjà acquis par quelques mois de traitement.

Un des grands avantages des bromures d'ammonium et de sodium, sur lequel nous appelons l'attention, c'est l'heureuse influence qu'ils paraissent exercer sur les fonctions intellectuelles. Un reproche mérité que l'on peut adresser au bromure de potassium, c'est de laisser après lui de la céphalalgie, de la somnolence, de l'abattement, de la perte de mémoire, de l'affaiblissement intellectuel; le sel double au contraire ne produit aucun malaise, aucun trouble de l'intelligence et même dans certains cas il paraîtrait sortir les malades de leur torpeur et les rendre plus actifs, plus lucides et plus éveillés, comme le témoignent catégoriquement les observations III, VIII, IX, XII, XIII et XIV. Nous voyons là des malheureux qui étaient tombés dans une apathie complète avec dépression profonde, leur rendant tout travail impossible, et qui au bout de quelques mois de traitement ont retrouvé leur gaieté, ont repris leur activité, ont recouvert leur mémoire, ont pu en quelque sorte rentrer dans la vie ordinaire et se livrer de nouveau à leurs occupations.

Un inconvénient commun au sel double et au bromure de potassium, c'est l'apparition des éruptions acnéiformes ou furonculeuses, qui toutefois ne sont pas aussi fréquentes ni aussi intenses avec les bromures d'ammonium et de sodium. Plusieurs de nos malades ont eu à se plaindre de ces manifestations du côté de la peau, mais ceux des observations II, III, IV et VI n'ont jamais présenté cette éruption, qu'il est toujours facile de faire disparaître, soit en diminuant les doses des bromures, soit en en suspendant momentanément l'emploi.

Les bromures d'ammonium et de sodium n'exercent pas toujours une influence dépressive sur le sens génésique, puisque, après un long usage du traitement, les malades des observations I et VIII semblent avoir retrouvé une puissance génitale à laquelle ils n'étaient plus accoutumés.

Enfin un des points importants que nous avons voulu principalement faire ressortir, c'est que le sel double a donné des résultats sûrs et certains dans des cas où le bromure de potassium avait complèment échoué ; les observations I, II, III, V, VI et XV en sont des preuves évidentes. Quelquefois il n'a pas été plus efficace, comme chez les malades des observations VII et IX, et enfin nous pouvons dire que ce n'est que très rarement qu'il a été tout à fait inutile, puisque nous n'avons eu qu'un seul cas d'insuccès à enregistrer, celui de cette jeune femme qui fait le sujet de l'observation XI et chez laquelle les attaques n'ont diminué ni en fréquence, ni en intensité, malgré l'exactitude rigoureuse avec laquelle la médication a été suivie. Dans de pareils cas nous n'hésiterons pas à avoir recours au bromure de potassium, qui peut-être pourra donner les bons effets que nous n'avons pas trouvés avec le sel double.

Il est cependant une restriction qu'il importe de formuler. M. le professeur Ball a constaté dans son service à l'hôpital Saint-Antoine, que le sel double produit une sidération nerveuse des plus prononcées chez les tuberculeux ; il attribue cet effet à l'action du bromure d'ammonium. Il y a là une contre-indication qu'il importe d'autant plus de signaler, que le bromure de potassium est en général assez bien toléré par les phthisiques, comme on peut le voir dans l'observation IV. Il ne faut donc jamais prescrire le sel double aux malades de cette espèce.

Devant les avantages que nous avons exposés, et devant les résultats que nous avons obtenus, nous croyons pouvoir réagir contre le dédain qu'on avait montré pour les bromures d'ammonium et de sodium, et réclamer pour eux la place et le rang qu'ils méritent d'occuper dans la thérapeutique.

Ce que nous avons tenu essentiellement à faire ressortir, c'est l'utilité du traitement mixte, qui paraît donner dans l'épilepsie des résultats supérieurs à ceux d'un médicament pris isolément. C'est là ce que nous avions pris à tâche de démontrer ; nous espérons que les observations déjà nombreuses, que nous avons réunies, suffiront pour porter la conviction dans l'esprit de nos lecteurs.

En résumé : *les bromures d'ammonium et de sodium se*

recommandent par leur grande facilité à être tolérés, même à fortes doses, par leur action immédiate et continue, par l'absence de tout phénomène de dépression et enfin par les services qu'ils peuvent rendre dans les cas où le bromure de potassium est sans effet.

INDEX BIBLIOGRAPHIQUE.

Axenfeld. — Traité des névroses. *Pathologie de Requin*, 1863.

Berger. — *Real-Encyclopädie der Gesammten Heilkunde*, t. IV.

Bourneville. — Recherches cliniques et thérapeutiques sur l'épilepsie et l'hystérie, 1876.

Boyé. — Traitement de l'épilepsie. L'*Encéphale*, 1881.

Brown-Séquard. — Leçons sur les nerfs vaso-moteurs, sur l'épilepsie et sur les actions réflexes normales et morbides, 1872.

Calmeil. — Epilepsie étudiée sous le rapport de son siège. *Thèse*, 1824.

Delasiauve. — Traité de l'épilepsie, 1854.

Falret. — Théories physiologiques de l'épilepsie. *Archives générales de médecine*, 1862.

Fonssagrives. — Brome et bromures. *Dictionnaire encyclopédique des sciences médicales.*

Foville. — Considérations physiologiques sur l'accès d'épilepsie. *Thèse*, 1857.

Fusier. — Du traitement de l'épilepsie. L'*Encéphale*, 1881.

Georget. — Epilepsie. *Dictionnaire en* 30 *volumes.*

Gowers. — Epilepsy and other chronic convulsive diseases, 1881.

Herpin. — Pronostic et traitement de l'épilepsie, 1852.

Jaccoud. — Traité de pathologie interne, 1873.

Kroscz. — *Archiv für experimentelle pathologie und pharmakologie.*

Lasègue. — *Bulletin de l'Académie de médecine*, 1877.

Legrand du Saulle. — *Gazette des hôpitaux*, 1868.

LUYS ET VOISIN. — Contribution à l'anatomie pathologique du cervelet, du bulbe et des corps striés. *Archives générales de médecine*, 1869.

MARCÉ. — Traité pratique des maladies mentales, 1862.

MARSHALL-HALL. — Théorie des maladies convulsives et spéciales de l'épilepsie. *Gazette médicale de Paris*, 1848.

PORTAL. — Sur le traitement de l'épilepsie. *Mémoire sur la nature et le traitement de plusieurs maladies*, t. III, 1800-1808.

RADCLIFFE. — Epilepsy and other convulsive affections, 1854.

SCHROEDER VAN DER KOLK. — On the structure and functions of the spinal cord and medulla oblongata, on the proximate passe and rational treatment of epilepsy, 1859.

SOLBRIG. — Du rétrécissement de l'entrée du canal vertébral chez les aliénés atteints d'épilepsie ou d'accès épileptiformes. *Annales médico-psychologiques*, t. XI, 1868.

TENNER ET KUSSMAUL. — Untersuchengen über Ursprung und Wesen der fallsuchtartigen Zuchengen bei der Verblutung, 1857.

TISSOT. — Traité de l'épilepsie, 1770.

TROUSSEAU. — Clinique médicale, 1877.

TROUSSEAU ET PIDOUX. — Brome et bromures. *Traité de thérapeutique et matière médicale*, 1877.

VOISIN. — Recherches cliniques sur le bromure de potassium et son emploi dans le traitement de l'épilepsie. *Bulletin de thérapeutique*, 1866. — Du bromure de potassium dans l'épilepsie. *Annales médico-psychologiques*, 1870. — De l'emploi du bromure de potassium dans les maladies nerveuses, 1877. — Epilepsie. *Nouveau dictionnaire de médecine et de chirurgie pratiques*, 1870.

Paris. — A. PARENT, imp. de la Fac. de médec., rue M.-le-Prince, 31.
A. DAVY, successeur.

www.ingramcontent.com/pod-product-compliance
Ingram Content Group UK Ltd.
Pitfield, Milton Keynes, MK11 3LW, UK
UKHW031948260826
14628UKWH00004B/1928